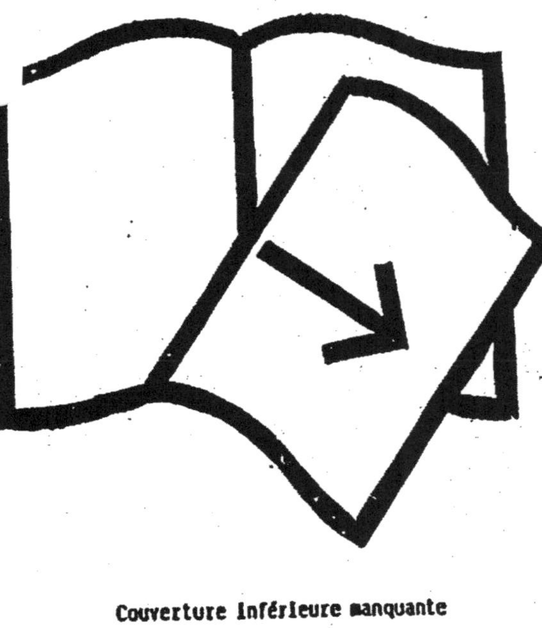

Couverture inférieure manquante

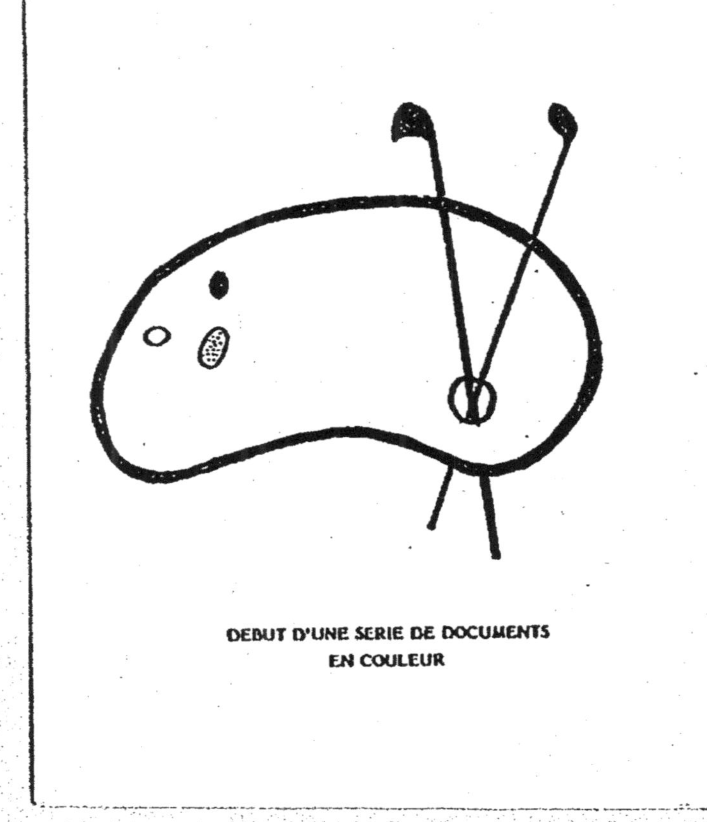

DEBUT D'UNE SERIE DE DOCUMENTS
EN COULEUR

ÉTUDE CRITIQUE

SUR LA

Classification des Maladies Mentales

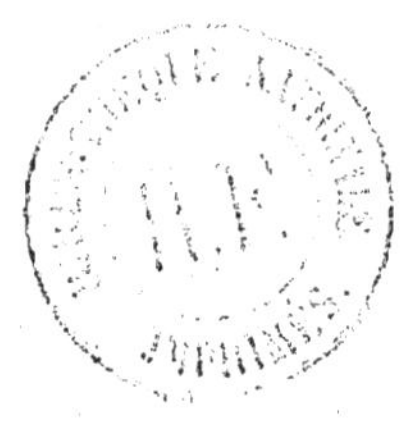

PAR

Georges BONNET

DOCTEUR EN MÉDECINE

ANCIEN INTERNE DES ASILES

TOULOUSE
IMPRIMERIE SAINT-CYPRIEN
(Société anonyme à capital variable)
— 27, ALLÉES DE GARONNE, 27 —
—
1903

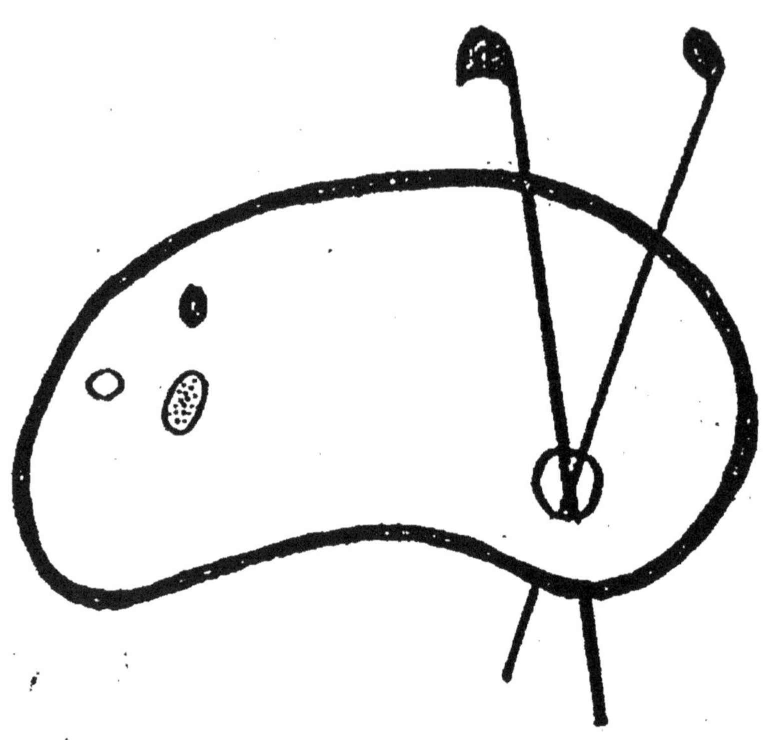

FIN D'UNE SERIE DE DOCUMENTS
EN COULEUR

ÉTUDE CRITIQUE

SUR LA

CLASSIFICATION des MALADIES MENTALES

ÉTUDE CRITIQUE

SUR LA

Classification des Maladies Mentales

PAR

Georges BONNET

DOCTEUR EN MÉDECINE

ANCIEN INTERNE DES ASILES

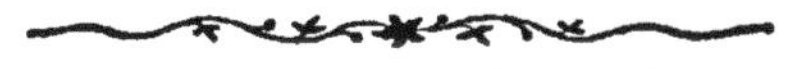

TOULOUSE

IMPRIMERIE SAINT-CYPRIEN

(Société anonyme à capital variable)

— 27, Allées de Garonne, 27 —

1903

A la mémoire de mon Père

A MA GRAND'MÈRE

A MA MÈRE

A mon Beau-Frère

A MA SŒUR

A MES PARENTS

A MES AMIS

A MON VÉNÉRÉ MAITRE

M. le Professeur A. Mossé

A MON PRÉSIDENT DE THÈSE

M. le Professeur Rémond

INTRODUCTION

« Lorsqu'ils croient avoir fini leurs études, a dit Buchez, les rhétoriciens font une tragédie, et les aliénistes une classification. »

Il est en effet un complément que tout aliéniste, traitant des maladies mentales, se croit obligé de donner aux idées générales qu'il a exprimées. C'est la classification des diverses espèces et des innombrables variétés que peut offrir la folie.

Malheureusement, cette œuvre de systématisation nosographique a particulièrement divisé les aliénistes de tous les temps et de tous les pays, si bien qu'à l'heure actuelle, il n'y a pas en médecine mentale une classification réunissant tous les suffrages. Cependant, dans une question de cette importance, il faut se faire une opinion ; il est donc intéressant de passer en revue les principales classifications existant jusqu'à ce jour et de voir quelle est celle qui satisfait le plus l'esprit. Mais comme, d'autre part, une énumération de toutes les classifications connues serait fastidieuse et ne répondrait pas au but que nous nous proposons, nous rechercherons surtout dans ce travail quels ont été les principes sur lesquels se sont basés les aliénistes qui se sont occupés de cette importante question.

Tel sera donc le plan de notre travail.

Une première partie consistera en un aperçu rapide des classifications connues jusqu'au commencement du dix-neuvième siècle. Nous entrerons alors véritablement dans notre sujet avec Pinel, qui a inauguré une ère nouvelle dans la médecine mentale. C'est à cette époque, du reste, que les philosophes de la seconde moitié du dix-huitième siècle, et surtout du commencement du dix-neuvième, avec Herbert Spencer et Stuart Mill, commençaient à faire sentir leur influence dans les sciences. Ils avaient fait de la classification la condition essentielle de leur existence. C'est donc surtout à partir de cette époque que nous voyons les aliénistes consacrer tous leurs efforts à produire une bonne classification, destinée à faciliter les descriptions et à permettre aux observateurs de ranger méthodiquement leurs connaissances.

Nous avons dit qu'il n'existait pas de classification véritablement scientifique des états d'aliénation mentale avant Pinel et Esquirol. Quelles ont été, à partir de cette époque, les idées qui ont servi de base aux classifications qui ont été établies? Elles peuvent toutes se grouper sous quatre chefs :

1° *Les classifications symptomatiques*, basées sur les manifestations extérieures de la maladie;

2° *Les classifications étiologiques*, basées sur les causes de la folie ;

3° *Les classifications psychologiques*, basées sur la nature des troubles intellectuels ;

4° *Les classifications anatomiques*, basées sur les caractères des lésions.

Comme l'a fait remarquer M. le professeur Régis, la plupart de ces classifications ne sont pas absolument systématiques ; elles sont plutôt mixtes. Néanmoins, pour faciliter leur étude et leur classement, on est obligé de les grouper d'après l'idée principale qui leur a donné naissance.

Nous diviserons donc la seconde partie de notre sujet en quatre chapitres correspondant à chacune des catégories de classifications que nous venons de signaler.

PREMIÈRE PARTIE

Tout à fait à l'origine des sociétés, la folie a toujours été considérée comme venant des dieux, et son traitement était confié aux mains des prêtres. Dans la Grèce antique, on donnait aux aliénés les noms de *démoniaques, possédés des dieux, énergumènes.* δαιμονιόληπτοι, θεόληπτοι, ενεργουμενοι. Mais on n'avait alors aucune idée sur les différentes formes, sous lesquelles peut se présenter l'aliénation mentale.

Il faut arriver à la *période hippocratique* pour trouver le premier essai de classification des maladies mentales.

HIPPOCRATE distingue :

1° La folie aiguë ou phrenitis;

2° La manie;

3° La mélancolie.

Il signale également *la folie de la grossesse, la folie alcoolique,* et, dans le domaine des névroses, *l'hystérie et l'épilepsie.*

Il faut ensuite arriver à la période gréco-romaine

pour trouver des documents se rapportant à l'aliénation mentale.

ASCLEPIADE DE BYTHINIE (80 ans avant Jésus-Christ), divise la folie en *aliénation aiguë*, avec fièvre et phrenitis, et en *aliénation chronique*, sans fièvre, ou manie et mélancolie.

CELSE (5 ans après Jésus-Christ), substitue le mot *insania* au terme *alienatio mentalis* et établit la classification suivante :

1° La phrénésie (*insania actua*);
2° La mélancolie qu'il attribue à l'atrabile;
3° Le délire hallucinatoire gai ou triste, sans délire;
4° Le délire général et partiel.

CŒLIUS AURELIANUS (150 ans environ après Jésus-Christ), distingue :

1° Le délire aigu ou phrénésie;
2° L'aliénation mentale proprement dite;
3° Les folies sympathiques.

GALIEN (150 ans après Jésus-Christ), établit une division entre la *folie idiopathique* et *la folie sympathique ou par consensus*.

Pendant toute la durée du moyen âge, l'étude de la folie est absolument sacrifiée. On n'en trouve pas de traces dans les ouvrages des médecins de cette époque.

Les auteurs de la Renaissance n'y attachent également qu'une importance médiocre.

Il faut arriver au dix-huitième siècle pour retrouver des traités s'occupant de cette question.

Nous citerons, comme exemple de classification de cette époque, la classification adoptée par *Sauvages*. Dans son ouvrage, il divise les maladies nerveuses en huit classes. La dernière comprend les Vésanies, qui comprennent à leur tour :

1° *Les hallucinations* (vertige, berlue, diplopie, tintouin, hypocondrie, somnambulisme);

2° *Les morosités*, désirs ou affections dépravées (pica, boulimie, polydipsie, antipathie, nostalgie, terreur panique, satyriasis, fureur utérine, rage);

3° *Les délires* (transports, démence, mélancolie, manie, démonomanie);

4° *Les folies anormales* (oubli, insomnie).

Cullen, qui sert de transition entre l'époque de la Renaissance et l'époque moderne, admet :

1° La manie;

2° La mélancolie;

3° Le délire partiel.

On voit qu'avec Cullen, la classification des maladies mentales se précise.

Nous arrivons enfin à Pinel, le restaurateur et le réformateur de la pathologie mentale.

Jusqu'à cette époque, les formes et les symptômes avaient été le principe des distinctions.

Pinel ne se sépara pas de ses devanciers, mais il établit une classification plus étendue et plus précise.

DEUXIÈME PARTIE

CHAPITRE PREMIER

Classifications symptomatiques.

La classification symptomatique se base sur les manifestations extérieures de la maladie, mais sans rechercher d'une façon précise quels sont les facteurs qui ont pu la provoquer.

Ce n'est donc pas, à proprement parler, une classification scientifique, mais plutôt un tableau, une énumération, des formes d'aliénation mentale connues.

Par ce seul fait qu'elle repose sur les symptômes extérieurs de l'affection, il est évident que, pour être complète, elle doit embrasser toutes les formes qui peuvent se présenter. Elle est par conséquent fort complexe. La terminologie est venue refléter les particularités saillantes du délire, ses manifestations extérieures, elle a donc été obligée de tenir compte de ses modifications successives alors qu'une unité clinique pouvait les présenter successivement.

De là provient cette profusion de monomanies, cette longue liste de prétendues espèces morbides qui encombrent les premières classifications symptomatiques.

Partant de ce principe, toutes les aberrations, tous les délires, représentent des entités distinctes et on en arrive à admettre autant de délires partiels qu'il existe de manifestations morbides dans la sphère des idées, des sentiments et des actes. Il n'y a plus alors de limites et c'est le défaut capital de la classification symptomatique.

Nous citerons comme exemples de classification symptomatiques celles de Pinel, d'Esquirol, de Marcé, de Baillarger, de M. le professeur Régis, pour la France ; de Krafft Ebing et Schüle, pour l'Allemagne, et de Salemi-Pace pour l'Italie.

PINEL, comme nous l'avons dit, est le premier aliéniste qui ait établi une classification étendue et précise des maladies mentales. Il ne traita plus seulement de la folie, mais de l'aliénation mentale. Il place les vésanies parmi les névroses cérébrales et y comprend :

1° L'hypocondrie ;

2° La mélancolie ;

3° La manie avec délire ;

4° La manie sans délire ou raisonnante avec perversion des actes ;

5° La démence ;

6° L'idiotie ;

7° Le somnambulisme ;

8° L'hydrophobie ;

9° Les comata { épilepsie. / catalepsie.

Bien que cette classification soit très incomplète, on voit néanmoins qu'il y a un progrès très sérieux de réalisé dans le groupement méthodique des formes de l'aliénation mentale.

ESQUIROL, dont l'autorité succéda à celle de Pinel, admit pour sa part cinq formes d'aliénation mentales :

1° *La Lypémanie* (mélancolie des anciens), délire sur un objet ou un petit nombre d'objets avec prédominance d'une passion triste et dépressive ;

2° *La Monomanie* proprement dite, dans laquelle le délire est borné à un seul objet ou à un petit nombre d'objets avec excitation et prédominance d'une passion gaie et expansive ;

3° *La Manie,* dans laquelle le délire s'étend sur toutes sortes d'objets et s'accompagne d'excitation ;

4° *La Démence,* dans laquelle les insensés déraisonnent parce que les organes de la pensée ont perdu leur énergie et la force nécessaire pour remplir leurs fonctions ;

5° *L'Imbécilité ou l'Idiotie*, dans laquelle les organes n'ont jamais été assez bien conformés pour que ceux qui en sont atteints puissent raisonner juste.

De plus, Esquirol divise les monomanies en intellectuelles, en affectives et en impulsives. Il décrit une quantité considérable de monomanies : l'érotique, l'incendiaire, l'homicide, etc.

Et ce n'est pas le moindre défaut de cette classification. Elle est insuffisante à l'heure actuelle pour d'autres raisons. Elle ne comprend pas d'abord les formes d'aliénation découvertes depuis et dont la plus importante est la paralysie générale. De plus, sous une forme identique, peuvent se manifester des maladies dont le fond n'est pas le même. S'il y a des cas nettement définis de manie, de lypémanie, il arrive aussi souvent que ces formes se succèdent, alternent ou se confondent.

Marcé a modifié dans ce sens la classification d'Esquirol. Nous y trouvons signalés les états mixtes d'aliénation mentale, les folies névrosiques et la paralysie générale.

Vésanies pures	Délire général	avec excitation : Manie.
		avec dépression : Mélancolie.
	Délire partiel : Monomanie.	
	Démence.	

Vésanies associées entre elles		Manie et Mélancolie.
		Mononomanie et Démence.
		Mélancolie et Démence.
		Manie et Démence.
Vésanies associées à des lésions de mouvement	avec lésions organiques	Paralysie générale.
	sans lésions organiques appréciables	Epilepsie.
		Hystérie.
		Chorée.
		Folie alcoolique.
		Pellagre.
Etats congénitaux		Idiotie. Imbécilité. Crétinisme.

La classification de M. Baillarger dont nous allons nous occuper maintenant, n'est pas une classification symptomatique pure. C'est plutôt une classification mixte. Nous y rencontrons en effet la classe des folies toxiques et des folies névrosiques dont la cause a guidé l'auteur pour établir leur groupement.

Pour M. Baillarger, les maladies mentales se divisent en 2 groupes :

1° Les folies ou perversions fonctionnelles ;
2° Les démences ou abolitions fonctionnelles.

Les folies comprennent :

1° Folies simples. (Celles qui en cas de non guérison se terminent le plus souvent par la démence simple.)	Délire partiel.
	Manie.
	Mélancolie.
	Folie à double forme.

2° Folies paralytiques. (Celles qui en cas de non guérison se terminent le plus souvent par la démence paralytique.)	Manie ambitieuse. Manie hypocondriaque.
3° Folies intermittentes.	Folie intermittente simple. Folie à formes alternes.
4° Folies circulaires.	Folie à double forme continue.
5° Folies d'origine toxique.	Folie alcoolique. Folie pellagreuse. Folie paludéenne, etc.
6° Folies associées à diverses névroses.	Folie épileptique. Folie hystérique.

Les démences ou abolitions fonctionnelles :

1° Paralysiegénérale (démence paralytique) ;

2° Démence sénile ;

3° Démence symptomatique de diverses affections circonscrites du cerveau ;

4° Démence consécutive aux vésanies.

Dans un troisième groupe enfin, M. Baillarger classe les arrêts de développement :

Idiotie, imbécilité, débilité mentale, crétinisme.

Pourquoi, dans cette classification, avoir placé d'un côté les folies paralytiques et d'un autre la paralysie générale ? La manie ambitieuse et la manie hypocondriaque ne sont en effet que les premiers stades de la paralysie générale. Il est donc inutile de les séparer. De plus, la paralysie générale n'est pas, à proprement parler, une démence.

Avant d'arriver à ce point, elle peut affecter toutes les formes d'aliénation mentale. Il y aurait donc eu intérêt à la classer à part. Il semble également assez subtil d'avoir distingué les folies intermittentes des folies circulaires. Il y a, comme on le voit d'assez nombreuses lacunes dans ce classement.

Passons à la classification symptomatique de M. le professeur *Régis*.

En composant ma classification, dit M. Régis, je me suis proposé deux buts principaux :

1° Grouper les formes morbides d'après leurs caractères nosologiques les plus importants, de façon à obtenir des divisions rationnelles et méthodiques.

2° Ne retenir que les états primitifs et ranger à part les états secondaires qui encombrent la plupart des classifications.

Il envisage les deux aspects sous lesquels l'intelligence se présente à nous : l'organe et la fonction, et il divise par suite les maladies mentales en deux groupes :

1° Les aliénations fonctionnelles ou dynamiques (folies, vésanies, psychoses).

2° Les aliénations constitutionnelles ou organiques (dégénérescences, déviations, infirmités men-(tales. Ensuite, prenant les aliénations fonctionnelles, il les subdivise en deux groupes suivant que l'être tout entier est intéressé par la maladie, par suite de l'action du trouble mental sur l'organisme, ou bien que la maladie se borne à influencer la sphère psychique.

Au premier état correspondent les folies généralisées.

Au second état, les folies partielles.

Les altérations constitutionnelles ou dégénérescences représentent les altérations de l'intelligence au point de vue organique.

Mais l'intelligence peut être altérée de deux façons:

1° Elle peut subir un arrêt de développement avant son complet épanouissement ;

2° Elle peut, une fois arrivée à son développement complet, subir un travail de dégénérescence et de régression.

Au premier de ces états correspondent les dégénérescences d'évolution ou vices d'organisation psychique.

Au second, les dégénérescences d'involution ou dégénérescences psychiques.

I. — Aliénations fonctionnelles (folies, vésanies, psychoses).

Folies généralisées ou symptomatiques	1° Manie...........	Manie subaiguë (excitation maniaque). Manie aiguë (manie typique). Manie suraiguë (délire aigu). Manie chronique. Manie rémittente et intermittente.
	2° Mélancolie ou lypémanie............	Mélancolie suraiguë (dépression mélancolique). Mélancolie aiguë (mélancolie typique). Mélancolie suraiguë (mélancolie avec stupeur). Mélancolie chronique. Mélancolie rémittente et intermittente.
	3° Folie à double forme...........	Folie à double forme continue. Folie à double forme intermittente.
Folies partielles ou essentielles	Folie systématisée progressive.....	Premier stade (folie hypocondriaque). Deuxième stade (folie de persécution, religieuse, po[illegible]que, érotique). Troisième stade (folie ambitieuse).

II. — Aliénations constitutionnelles (dégénérescences, déviations, infirmités mentales

Dégénérescences d'évolution. (Vices d'organisation)	1° Déshamonies...	Défaut d'équilibre. Originalité. Exentricité.
	2° Neurasthénies. .	Idées fixes. Impulsions. Aboulies.
	3° Phrénasténies . .	Délirantes (délire multiple des dégénérés. Raisonnantes (folie raisonnante, folie morale). Instinctive (folie instinctive).
	4° Monstruosités. . .	Imbécilité. Idiotie. Crétinisme. Myxœdème.
Dégénérescences d'involution (Désorganisation)	Démences.......	Démence simple.

Il est regrettable que le plan même que s'était imposé M. le professeur Régis lui ait interdit de comprendre dans sa classification les folies toxiques et névrosiques. Si ces formes de l'aliénation mentale relèvent le plus souvent au point de vue des symptômes, soit de la manie, soit de la mélancolie, il n'en est pas moins vrai qu'elles ont très fréquemment des caractères qui leur sont absolument personnels.

Il y aurait même intérêt à loger dans cette grande classe des délires toxiques, le délire aigu, considéré par M. Régis, comme une forme de la manie et dont l'origine toxique tend à être admise de plus en plus.

La même critique sera faite pour la paralysie générale qui est exclue du cadre de cette classification.

Nous nous proposons d'étudier maintenant l'importante classification de M. le professeur *von Krafft-Ebing.*

Il divise les maladies mentales en deux grands groupes :

1° Les maladies psychiques du cerveau développé ;

2° Les arrêts de développement psychique.

Les maladies psychiques du cerveau développé se différencient suivant qu'elles s'accompagnent ou non de lésions anatomo-pathologiqnes.

On a alors : 1° Les psychoses organiques;

2° Les psychoses fonctionnelles.

Les psychoses fonctionnelles se subdivisent à leur

tour en deux importantes classes qui comprennent à elles deux presque toutes les maladies mentales :

1° Les psychonévroses ;

2° Les dégénérescences psychiques.

Avant d'établir sa classification, M. le professeur von Krafft-Ebing énumère les principaux caractères différentiels de ces deux groupes. Nous reproduisons ci-dessous ce parallèle :

Psychonévroses.	**Dégénérescences psychiques.**
I. — Maladies parasitaires et accidentellement acquises chez des individus dont les fonctions cérébrales étaient jusque-là normales et dont la maladie n'était pas à prévoir.	I. — Maladies constitutionnelles, c'est-à-dire préparées par la constitution tout entière des individus qui, dès leur jeunesse, ont présenté une constitution névro-psychopathique.
II. — Maladies dues à une prédisposition temporaire (par exemple : maladie physique grave et causes occasionnelles puissantes coïncidant) Les prédispositions héréditaires ne sont pas impossibles, mais n'existent qu'à l'état latent. Le cerveau est plus facile à affecter, mais normal dans ses fonctions.	II. — Causes accidentelles insignifiantes. La maladie est causée surtout par des prédispositions pathologiques pour la plupart héréditaires, ou bien elle s'est produite sous l'influence continue de lésions qui ont atteint le cerveau en voie de développement. Ici, il y a souvent maladie psychique comme dernier terme d'une série d'états névropathiques qui deviennent de plus en plus graves et intenses (neurasthénie, hystérie, épilepsie).
III. — Tendance à la guérison de la maladie et raretés des récidives.	III. — Tendance minime à la guérison le plus souvent il n'y a qu'un retour temporaire au *statu quo ante*. Grande ten-

	dance aux récidives et au développement de maladies de plus en plus graves.
IV. — Peu de tendance à la transmission par hérédité aux descendants et, quand cela a lieu, la transmission se fait sous forme bénigne (psychonévrose).	IV. — Grande tendance à la transmission par hérédité sous forme de maladies progressives graves aux descendants (dégénérescence héréditaire progressive).
V. — Marche typique des formes cliniques. Manie se développant ordinairement après un stade précurseur mélancolique ; les états secondaires apparaissent comme le dénouement des états primaires. Le tableau clinique, quand il apparaît comme un syndrôme, a une certaine durée et une certaine indépendance. La marche totale de la maladie est assez limitée quant au temps et mène à la guérison ou à l'imbécilité.	V. — Toutes les formes des psychonévroses sont ici possibles. Mais alors elles apparaissent pour la plupart avec une forme organique grave. La marche est incalculable ; variation bizarre et irrégulière ; formes les plus différentes en même temps qu'absence de motifs ; caractère subit de certaines séries de symptômes ; syndrômes d'une durée éphémère, en outre, les tableaux cliniques ne sont pas purs, mais présentent souvent un mélange des formes les plus différentes. Toute la maladie a donc un caractère protéiforme et il est impossible de la classer d'après le caractère de la classification physico-physiologique. La marche est chronique et s'étend à tout le reste de la vie ; mais elle persévère en restant à un certain degré de développement et n'arrive point, au tard, à l'imbécilité complète. Dans d'autres cas de dégénérescences progressives graves, il y a, par contre, un déclin intellectuel rapide.
VI. — Aucune tendance à la périodicité des accès et des séries de symptômes.	VI. — Grande tendance à la périodicité ; la folie périodique est un phénomène dégénératif.

VII. — Maladie et santé sont très distinctement séparées chronologiquement et sont l'opposé l'un de l'autre.

VII. — Souvent, transition imperceptible d'un état de prédisposition pathologique à une maladie réelle. Mélange curieux de lucidité et de folie à l'apogée de la maladie, au point que le malade peut même reconnaître sa maladie.

Ces notions étant connues, la compréhension de la classification qui va suivre sera plus facile.

Classification de M. von Krafft-Ebing.

A. — Maladies psychiques du cerveau développé.

I. — Maladies sans lésions anatomo-pathologiques. Psychoses fonctionnelles.

I) Psychonévroses, c'est-à-dire maladies du cerveau sain et doué d'une constitution normale.

1° *Mélancolie* (névrose d'arrêt de l'organe psychique.

α) Mélancolie simple.

β) Mélancolie avec stupeur.

2° *Manie* (Névrose de décharge).

α) Exaltation maniaque.

β) Folie furieuse.

3° *Stupidité* (Wahnsinn), démence aiguë guérissable.

4° *Folie secondaire* (Verrückheit), délire hallucinatoire, psychonévrose hallucinatoire.

II) Dégénérescences psychiques, c'est-à-dire maladies du cerveau doué de prédisposition morbide du malade.

1° *Aliénation mentale constitutionnelle émotive* (folie raisonnante).

2° *Paranoïa* (primare Verrückheit). Folie primitive.

α) Forme originaire.

β) Forme acquise.

a) Paranoïa persecutoria (primaire avec prédominance des idées délirantes d'atteinte à la personnalité.)

αα) Forme typique.

ββ) Paranoïa querulans.

b) Paranoïa expansive (primaire avec prédominance des idées délirantes que l'intérêt de la personnalité a été augmenté).

αα) Paranoïa inventoria ou reformatoria.

ββ) Paranoïa religiosa.

γγ) Paranoïa erotica.

3° *Folie périodique.*

4° *Aliénation mentale provenant de psychonévroses constitutionnelles.*

α) Folie neurasthénique ;

β) Folie épileptique ;

γ) Folie hystérique ;

δ) Folie hypocondriaque.

II. — Maladies avec lésions anatomo-pathologiques constantes. Psychoses organiques.

1° *Delirium acutum* (hyperémie transsudative avec tendance à la périencéphalite aiguë) ;

2° *Paralysie chronique ou démence paralytique* (périencéphalo-méningite diffuse chronique) ;

3° *Syphilis cérébrale*;

4° *Démence sénile* (atrophie cérébrale primaire).

Annexe. — Intoxications (groupe de transition entre I et II).

1° Alcoolisme chronique;

2° Morphinisme.

B. — Arrêts de développement psychique.

Idiotie (éventuellement avec dégénérescence physique : crétinisme).

α) Prédominance des états de défectuosité intellectuelle : imbécilité et idiotie intellectuelle originaires;

β) Prédominance des états de défectuosité morale : imbécilité et idiotie morales originaires.

Nous avons cité avec détail cette classification, car c'est un véritable modèle de précision clinique qui méritait une étude détaillée.

Nous citerons également comme un excellent modèle de classification symptomatologique, la classification de M. Schule.

Pour lui, les symptômes sont le mode de réaction du cerveau et varient suivant sa force de résistance et suivant qu'il était, antérieurement aux causes déterminantes, parfaitement sain (rüstig), ou au contraire déjà plus ou moins « invalide ».

Classification de M. Schüle.

I. — *Troubles intellectuels chez l'individu complètement développé.*

1° Troubles du cerveau sain. Psychonévroses proprement dites :

a) Mélancolie............	avec leurs états secondaires.
b) Manie typique légère...	

2° Troubles du cerveau « invalide ». Cérébro-psychoses :

a) Manies graves (furor, mania gravis).

b) Délire systématisé (Wahnsinn).

c) Démence primaire aiguë, stupeur hallucinatoire.

d) Folies hystérique, épileptique et hypocondriaque.
Folies périodique, circulaire, alternante.
Folies suites d'affections physiques extra-cérébrales (folie fébrile, puerpérale, d'intoxication, etc.).

3° Etats d'épuisement pernicieux du cerveau :

a) Epuisement aigu du cerveau avec danger immédiat, délire aigu.

b) Epuisement chronique avec dégénérescence, paralysie générale progressive, démence paralytique.

c) Cérébropathies psychiques, affections résultant de troubles cérébraux organiques subaigus ou chroniques, diffus ou en foyer, paralysies progressives modifiées.

II. — *Troubles intellectuels à base de développement incomplet ou de dégénérescence héréditaire.*

a) La névrose héréditaire : folies transitoires.

b) La folie héréditaire simple : folie par obsession, folie du doute et du toucher, folie de la chicane (querulantenwahnsinn).

c) Le délire systématisé originel (originare verruckheit).

d) La folie morale.

e) L'idiotisme.

Cette classification rappelle, par beaucoup de côtés, la classification de M. von Krafft-Ebing. Mais certaines parties en sont moins précises. Est-il bien certain, par exemple, que les folies puerpérales ou par intoxication doivent être attribuées, sans distinction, à des cervaux invalides, et certains cas de folie hystérique et épileptique ne trouveraient-ils pas aussi leur place naturelle dans la grande classe des cerveaux dégénérés par hérédité?

Nous terminerons la première partie de notre travail, consacré à la classification symptomatique, par la classification proposée en Italie par M. Salemi-Pace, en 1889 :

Classification de M. Salemi-Pace.

Classe	Division	Genre	Espèce
I. Cérébro-Névroses..	Névroses vésaniques.		
	Hypocondries.		
II. Cérébro-Vésanies dynamiques....	Délires généraux...	Lypémanie...	silencieuse ou stupide.
			anxieuse ou gémissante
		Manie.......	sans fureur.
			avec fureur.
		Folies diathésiques... ...	folie pellagreuse.
			— puerpérale.
			— syphilitique.
			— alcoolique.
			— rhumatismale.
	Délires partiels....	Folie instinctivo-impulsive.	
		— sensorielle.	
		— morale.	
		— intellectuelle.	
III. Cérébro-Vésanies dystrophiques.	Folie systématique dégénérative.		
	Démence	primitive.	
		consécutive.	
		sénile.	
		paralytique.	
IV. Cérébro-Agénésies	Imbécilité.		
	Idiotie.		
	Crétinisme.		

CHAPITRE II

Classifications étiologiques.

Au premier abord, la classification étiologique semble satisfaire complètement l'esprit. Elle se propose en effet de placer la spécificité symptomatique sous la dépendance de la spécificité étiologique et d'expliquer l'une par l'autre.

Il y a malheureurement des restrictions à faire à ce sujet. Dans sa critique de la classification de M. Morel, M. Falret a fait remarquer combien l'étiologie était une notion vague, complexe et variable. On risque en effet en adoptant le principe étiologique comme base d'une classification, de donner l'importance d'une cause génératrice à un fait qui n'est en réalité qu'une cause occasionnelle d'une petite importance.

Pour qu'une classification étiologique ait toute la valeur que lui ont prêté certains aliénistes, il faudrait qu'une maladie mentale étant donnée, on puisse en remontant à la source trouver le facteur étiologique qui a été l'agent provocateur de cette affection.

Il n'en est malheureusement pas ainsi en réalité. On peut, à la rigueur, arriver à ce résultat avec les folies toxiques et sympathiques, avec les affections mentales liées à l'hystérie et à l'épilepsie, mais pour toutes les autres classes il faut y renoncer.

La classification étiologique ne répond donc qu'en partie au but qu'elle se propose. Elle a néanmoins son utilité en permettant de classer d'une manière efficace un certain nombre d'affections mentales, que les autres classifications laissent dans l'ombre ; mais elle ne saurait servir de base à une classification générale.

Nous citerons comme exemples de classifications étiologiques, les classifications de M. Morel, de M. Ball, de M. Marandon de Montyel, pour la France, et celle de MM. Hack Tuke et Bucknill pour l'Angleterre.

La classification de M. Morel est fondée sur ce fait que, dans beaucoup de cas, la nature de la cause imprime à la maladie quelques modifications spéciales. Pour M. Morel, les manifestations diverses caractéristiques de la folie, qui sont généralement considérées comme des genres ou des espèces (manie, mélancolie, etc.), ne sont que des formes secondaires ou des symptômes qui constituent les conséquences et non le fond de la maladie. L'aliénation mentale est toujours d'après lui le résultat d'une prédisposition organique antérieure. Mais d'où viennent ces prédispositions antérieures qui servent de base à la classification de M. Morel ? Selon lui, quelques-unes sont dues à l'hérédité, d'autres à l'éducation, d'autres à la misère, d'autres au milieu.

Mais il est bien évident que, même en étant très complet, on ne peut énumérer toutes ces causes prédisposantes. Certaines passeront certainement inaperçues ; et c'est la première critique à faire à cette classification.

De plus, lorsqu'on en considère attentivement les divisions, on s'aperçoit qu'elles n'offrent aucune délimitation rigoureuse, qu'elles empiètent les unes sur les autres et laissent de côté les caractères importants des maladies pour s'attacher à des faits secondaires.

1° Aliénations héréditaires......
- *a*. Excès de tempérament nerveux et prédisposition au délire.
- *b*. Monomanies instinctives et raisonnantes. Excentricité des pe et des actes, etc.
- *c*. Dégénérescences intellectuelles et mentales diverses.
- *d*. Idiotie.

2° Aliénations par intoxication...
- *a*. Narcotisme, alcoolisme, cocaïnisme, etc.
- *b*. Maladies dues à une nourriture insuffisante ou altérée (ergot pellagre).
- *c*. Maladies dues à une influence paludéenne ou géologique (nisme).

3° Aliénations déterminées par la transformation de certaines névroses..................
- *a*. Folies hystériques.
- *b*. Folies épileptiques.
- *c*. Folies hypocondriaques, etc.

4° Aliénations mentales idiopathiques..................
- *a*. Affaiblissement progressif des fonctions cérébrales.
- *b*. Paralysie générale.

5° Folies sympathiques.

6° Démence.

Prenons par exemple, la folie hystérique et la folie épileptique. Il est évident qu'elles empruntent quelque chose de spécial à la névrose qui les a causées, mais la forme, soit maniaque, soit lypémaniaque qu'elles revêtent, ne doit pas être négligée et placée au dernier rang.

Dans la folie héréditaire, on ne trouve aucun caractère spécifique. On voit, en effet, sous son influence, se développer les affections mentales les plus diverses. Comme l'a fait remarquer M. Parchappe, ce serait la plus grande de toutes les erreurs pathologiques que de réunir le *delirium tremens*, la folie paralytique, la manie et la mélancolie en une seule espèce, sous prétexte que ces affections peuvent se développer sous l'influence de la même cause : l'abus des boissons alcooliques. Si la classification de M. Morel satisfait donc en partie l'esprit, il n'en est pas moins vrai qu'elle est incapable de s'appliquer à toutes les formes sous lesquelles peut se présenter l'aliénation mentale.

Reprenant les idées de M. Morel, *M. Ball* fait également appel à l'étiologie pour établir sa classification. Pour lui, ni les lésions, ni les symptômes ne peuvent être utilisés pour procéder à un groupement méthodique des états d'aliénation mentale. Il groupe donc les maladies mentales d'après les causes qui leur ont donné naissance. Il établit une échelle graduée, en commençant par les formes d'aliénation mentale auxquelles ne correspondent pas de lésions anatomiques apparentes, pour arriver, par étapes successives, à celles où les lésions matérielles constituent le principal élément.

Il divise donc les maladies mentales en sept groupes:

Dans le premier groupe, il range les maladies mentales qui paraissent ne coïncider avec aucune lésion anatomique appréciable, soit par suite de l'imperfection des moyens d'investigation actuels, soit parce qu'il s'agit en réalité de lésions fonctionnelles. Ces affections forment le premier groupe naturel des folies sous le nom de *Vésanies*.

En second lieu, vient la famille des *Folies névropathiques*. Les hystériques, les épileptiques, les choréïques, etc., ont un état mental particulier. On voit intervenir ici un élément nouveau.

Les folies névropathiques sont, en effet, sous la dépendance d'un état pathologique dont l'origine est évidemment matérielle.

Le troisième groupe comprend les *Folies diathésiques,* dues à l'influence de la goutte, du rhumatisme, de la tuberculose, etc.

Dans ce cas, l'élément matériel est encore plus appréciable que dans les névroses.

Un quatrième groupe est constitué par *les Folies sympathiques,* dont il faut chercher le point de départ dans un organe quelconque qui agit sur les fonctions cérébrales.

Le cinquième groupe est formé par les *Folies toxiques* dues à un poison qui circule dans l'organisme et vient influencer le cerveau.

Dans le sixième groupe, M. Ball réunit les *Mala-*

dies mentales auxquelles correspondent des lésions orgniques nettement définies. Le type en est la paralysie générale.

Enfin, dans le septième et dernier groupe, se rangent les *Malformations congénitales* du cerveau (idiotie, crétinisme).

Classification de M. Ball.

FOLIES	1° Vésaniques ou essentielles sans lésions (Folie circulaire, délires partiels).	
	2° Névropathiques......	hystérique. épileptique. choréïque.
	3° Diathésiques	goutteuse. rhumatismale. tuberculeuse. cancéreuse. anémique, etc.
	4° Sympathiques	génitale. cardiaque. gastro-intestinale. pulmonaire.
	5° Toxiques...........	alcoolique. saturnine. morphinique, etc.
	6° Organiques ou cérébro-spinales	paralysie générale. aphasie. délire aigu. démence hémiplégique.
	7° Congénitales ou morphologiques.......	idiotie. imbécillité. crétinisme.

Nous ne critiquerons pas longuement la classification de M. Ball. On peut lui adresser les mêmes reproches qu'à la classification de M. Morel. Elle présente cependant sur cette dernière l'avantage d'être plus méthodique, puisqu'elle commence par les maladies mentales auxquelles ne correspondent, en apparence, aucune lésion apparente pour arriver par étapes à celles où les lésions matérielles jouent le rôle principal.

Il y aurait cependant eu intérêt à réunir dans une même classe les folies diathésiques et les folies toxiques. Que la folie soit causée par un poison venu de l'extérieur, comme l'alcool et la morphine, ou bien que ce poison ait une origine endogène, comme dans la tuberculose ou le cancer, le principe est toujours le même. D'autre part, on trouve dans la catégorie des folies dites organiques, l'aphasie, qui n'est, pas, à proprement parler, une psychose.

Nous terminerons notre étude sur la classification étiologique en citant les classifications de M. Marandon de Montyel et de MM. Tuke et Bucknill qui sont passibles des critiques faites pour les précédentes :

Classification de Hack Tuke et Bucknill.

	SOUS-CLASSES
1re classe : Folie résultant d'un développement du cerveau enrayé ou incomplet.	Idiotie congénitale ou acquise.
2e classe : Folie idio-phrénique.	Folie idiopathique sthénique ou asthénique. Folie phrénitique (inflammatoire). Paralysie générale. Paralysie avec folie. Folie traumatique. Folie sénile. Folie épileptique.
3e classe : Folie sympathique. .	Folie onanistique. Folie de la puberté. Folie de la ménopause. Folie ovarique ou utérine, Folie de la grossesse. Folie puerpérale. Folie post-connubiale. Folie hystérique. Folie entérique.
4e classe : Folie anémique. . . .	Folie d'inanition. Folie post-fébrile. Folie de l'allaitement
5e classe : Folie toxique.	Delirium tremens. Folie alcoolique. Folie des fumeurs d'opium.
6e classe : Folie diathésique. . .	Folie tuberculeuse. Folie syphilitique.
7e classe : Folie métastatique. .	Folie rhumatismale. Folie pellagreuse. Folie métastatique (plaies, ulcères guéris, etc.

Classification de M. Marandon de Montyel.

Folies simples.	Folies simples proprement dites.	Délires diffus.	Manie et lypémanie simples.
		Délires systématisés.	Psychoses systématiques.
	Folies simples dégénératives..	Variétés vésaniques	Folie des dégénérés.
		Variétés morphologiques.	Imbécilité et idiotie.
Folies composées.	Elément : convulsion.	Folie épileptique. Folie hystérique. Folie choréïque, etc.	
	Elément : intoxication.	Folie alcoolique. Folie morphinique. Folie cocaïnique.	
	Elément : sympathie.	Folie de la puberté. Folie utérine, etc., etc.	
	Elément : congestion.	Folies paralytiques.	
	Elément : diathèse.	Folie rhumatismale. Folie goutteuse, etc., etc.	
Folies multiples.	Folies simples entre elles. Folies composées entre elles. Folies simples et folies composées entre elles.		

CHAPITRE IV

Classification anatomique.

Nous venons de voir que la symptomatologie, l'étiologie, et la psychologie étaient insuffisantes pour servir de point de départ à une bonne classification des maladies mentales. Il nous reste à étudier la classification anatomique, qui se base sur la nature des lésions cérébrales. Il ne suffit pas, en effet, de dire que l'âme, dans l'usage de son libre arbitre, est troublée ou empêchée par un état anormal de l'organisme ; il ne suffit pas non plus de décrire cet état.

Le point intéressant est de savoir si, une affection mentale étant donnée, il est permis d'affirmer qu'à cette affection correspond une lésion cérébrale localisée ou diffuse. Cet idéal est-il atteint ? Il faut faire à ce sujet quelques restrictions. L'étude de l'anatomie et de la physiologie du système nerveux ont certainement fait de très grands progrès depuis quelques années. Il n'en est pas moins vrai que nous ignorons encore une grande partie des phénomènes intimes qui se passent dans le cerveau. La classification anatomique se présente donc à nous comme la classification de l'avenir. C'est la seule qui soit véritablement scientifique et c'est dans son sens que doivent se diriger tous les efforts. C'est donc à elle que nous nous arrêterons.

Comme l'a dit si judicieusement M. Voisin : « Toute classification rationnelle devra reposer surtout sur l'anatomie pathologique. Je ne crois pas avoir fait une autopsie d'aliéné sans trouver des lésions, soit cérébrales, soit extra-cérébrales ; les unes visibles à l'œil nu, les autres au microscope. C'est ainsi que l'on peut réaliser des progrès ; c'est par l'emploi du microscope et l'étude de la physiologie expérimentale que l'on peut faire avancer la science qu'est l'aliénation mentale. »

Nous citerons comme exemple de classification anatomique, celle de M. Luys, et nous terminerons par l'exposé de la classification de M. le professeur Rémond. La classification de M. Luys repose sur la physiologie du système nerveux.

« Nous allons prendre, dit-il, au début de son travail, comme point de départ de notre système, la cellule cérébrale avec toutes ses propriétés dynamiques et la considérer tantôt dans ses phases d'éré thisme poussées à leurs limites extrêmes (excitations, manies), et tantôt dans ses phases de torpidité les plus avancées qui représentent la période de dépression de l'activité nerveuse. »

Se basant sur les expériences physiologiques, M. Luys établit que les cellules nerveuses n'existent que grâce à l'afflux sanguin qui arrive jusqu'à elles. Lorsque cet afflux est normal, le cerveau fonctionne normalement. Lorsqu'il est trop abondant, il y a hypérémie et excitation cérébrale proportionnelle (Manie). Inversement, lorsqu'il y a une diminution dans l'apport du sang aux éléments nerveux, il y a ralentissement dans l'activité de ces éléments (lypémanie).

D'autre part, ces troubles circulatoires par excès ou par défaut, peuvent être dus à une hyperplasie interstitielle de la trame celluleuse qui, troublant mécaniquement la continuité des voies circulatoires, amène ici l'hypérémie chronique avec dilatation passive des vaisseaux, et là, l'ischémie, le ramollissement progressif par suite de l'oblitération des voies circulatoires (paralysie générale, idiotie).

Tels sont les principes sur lesquels M. Luys établit sa classification des maladies mentales.

A. — Troubles psychopathiques transitoires.

1° Hyperémies. . . . . :	Manies.
2° Ischémies. . . . . :	Lypemanies.
3° Etats dans lesquels la dépression et l'excitation existent en même temps.	Lypémanies anxieuses. Délires mélancoliques.
4° Etats dans lesquels la dépression et l'excitation se succèdent.	Manie périodique. Folie circulaire.

B. — Troubles psychopathiques dus à des lésions fixes. Paralysie générale (sclérose du tissu de névroglie).

C. — Arrêts de développement de l'encéphale. Imbécilité, idiotie.

D. — Intoxications.

E. — Hallucinations.

Telle est la classification de M. Luys. Nous ne la critiquerons pas. Pour ce faire, il faudrait connaître, mieux que nous ne les connaissons à l'heure actuelle, les phénomènes de l'activité cérébrale qui, comme nous l'avons dit, ne sont pas encore suffisamment élucidés pour que l'on puisse affirmer rien de précis à leur sujet.

Nous nous contenterons de signaler cette particularité que M. Luys considère les hallucinations à un point de vue tout à fait nouveau. Il en fait un processus tout particulier, une entité morbide, comme la paralysie générale.

L'halluciné vit et meurt halluciné.

Quant à la démence, il ne la considère pas comme étant identique avec elle-même. C'est le degré ultime de toute psychopathie, mais ce n'est pas une entité.

Nous terminerons notre travail sur les classifications, par un exposé du classement des maladies mentales proposé par M. le Professeur Rémond.

CHAPITRE V

Classification de M. le professeur Rémond.

La classification de M. le professeur Rémond repose sur l'anatomo-pathologie et les altérations des éléments constitutifs du système nerveux.

Le système nerveux comprend la moelle et le cerveau. La moelle qui commande à toute la vie végétative, comprend un certain nombre de centres nerveux sous la dépendance desquels se trouvent placés les organes de la vie végétative et qui fonctionnent sans que l'individu en ait conscience. La conscience n'apparait que lorsque l'organe souffre et fonctionne mal. La conscience, dans ce cas particulier, est la manifestation d'un état imparfait d'un groupement cellulaire. Dans la moelle, on a donc une série de centres nettement différenciés les uns des autres; chacun de ces centres fonctionne pour le compte d'un organe sans avoir besoin du concours des centres voisins.

A mesure que l'on monte vers le cerveau, cette différenciation diminue et quand on arrive au cerveau, on se trouve en présence d'un organe composé comme la moelle de centres gris et de fibres d'association formant la substance blanche, seulement apparaît alors une différence au point de vue fonctionnel. A chaque centre gris cérébral, incombe bien une fonction nettement déterminée. Mais un de ces centres ne peut entrer en jeu sans influencer plus ou moins les autres centres. Pour qu'il y ait un bon fonctionnement cérébral, il faut cette espèce de coopération des centres réunis par leurs fibres d'association. Voilà ce qui se passe lorsqu'on a affaire à un système nerveux sain. Il faut envisager maintenant quelles sont les affections qui peuvent atteindre le tissu nerveux, et voir quelles en seront les conséquences.

Or, les maladies de la moelle peuvent se grouper sous trois chefs :

Les polyomyélites (affections de la substance grise);

Les leucomyélites (affections de la substance blanche);

Les myélites totales.

Poursuivant sa comparaison entre le système médullaire et le système central, M. le professeur Rémond rattache toutes les maladies mentales aux trois grands groupes de lésions qui peuvent atteindre le cerveau, à savoir :

1° Les polyo-encéphalites ou maladies de la substance grise, qui comprennent la plus grande partie des affections mentales;

2° Les leuco-encéphalites ou maladies de la substance blanche (fibres d'association);

3° Les encéphalites totales.

La plus simple des polyo-encéphalites est le cauchemar. A la suite d'une légère intoxication alimentaire, par exemple, le cerveau, excité par les toxines qui se trouvent dans la circulation, fonctionne avec une intensité inaccoutumée.

Les images emmagasinées se présentent sans ordre. Après un fonctionnement intra-cérébral pur, si l'empoisonnement augmente, la zone psycho-motrice est excitée à son tour et entre en jeu. Le malade s'agite. A un degré de plus, on a l'état délirant qui apparait le soir chez les fébricitants. Chez un typhique, par exemple, les toxines secrétées s'accumulent dans l'organisme pendant la journée et provoquent du délire vespéral.

A un degré de plus, enfin, on aura un délire permanent.

Ainsi, sous l'influence de poisons, les cellules grises peuvent fonctionner d'une façon anormale. Nous en avons un exemple dans l'alcool, dont l'action peut aller de l'ébriété légère jusqu'au *delirium tremens*. De même agiront tous les autres poisons, soit qu'ils viennent de l'extérieur (cocaïne, morphine, etc.), soit qu'ils aient une origine endogène (toxines).

Mais tous ces états ne sont pas permanents. Ce sont

des *insuffisances cellulaires nerveuses passagères.* Voilà donc une première subdivision des polyoencéphalites dans laquelle trouveront place la manie et la mélancolie, qui sont des formes d'aliénation mentale passagères. Tout ceci suppose des cellules normales antérieurement à l'affection et une cause extérieure agissant.

Mais on peut avoir affaire à un sujet dont le système nerveux est défectueux. Tel sera le cas d'un enfant né de parents alcooliques, syphilitiques, ou en état de misère physiologique et dont la tare nerveuse est une manifestation du mauvais état de santé des ascendants. Chez ces individus, on aura des *insuffisances cellulaires nerveuses à rechutes.*

Chez ces individus cérébralement insuffisants on rencontre également les épileptiques, les hystériques et les neurasthéniques qui ne sont pas à proprement parler des aliénés, mais qui ont d'autant plus de chances de faire des aliénés que leur névrose est plus intense.

Enfin, on a en dernier lieu les *Insuffisances cellulaires nerveuses définitives* où le cerveau est atrophié et incapable de fonctionner. On rangera dans cette classe, les imbéciles et les idiots.

Telles sont les trois subdivisions des polyoencéphalites. Elles comprennent comme on le voit la plus grande partie des maladies mentales.

Examinons maintenant les Leuco-encéphalites ou altérations primitives des fibres d'association. Les Leuco-encéphalites ne comprennent qu'une sous-classe : Les Paranoïas. L'étude du système nerveux central de l'enfant rend cette classification très logique. En effet, si l'on prend un enfant en bas-âge, dans les premiers mois de la vie, son cerveau est constitué par un ensemble de centres gris mais qui sont séparés. Il n'y a pas de fibres d'association. Ce qui explique pourquoi la notion du *Moi* n'existe pas chez lui. Le *moi* est fonction des fibres d'association.

Or ce qui caractérise les altérations correspondant aux leuco-encéphalites, c'est précisément une altération du moi. Il se produit, comme chez l'enfant, une sorte de dédoublement de la personnalité. On rencontre chez les paranoïques que l'on observe à plusieurs années d'intervalle *un moi* nouveau remplaçant *le moi* primitif.

Il est intéressant à ce sujet de citer le cas observé par M. le professeur Rémond et M. le docteur Lagriffe.

C'est celui d'un malade présentant depuis trois ans des idées très nettes de persécution avec hallucinations et chez lequel on trouva à l'autopsie un abcès enkysté dont le début remontait à une époque reculée et localisé au centre ovale. Il est donc logique d'en conclure que chez cet individu ne présentant pas de tare nerveuse antérieure, l'éclosion de la paranoïa était bien due à la lésion des fibres d'association qui constituent le centre ovale.

La seconde grande classe des affections mentales sera donc constituée par les Leuco-encéphalites qui comprennent toutes les Paranoïas.

Nous arrivons en dernier lieu aux Encéphalites totales avec la Paralysie générale et la Démence qui est l'aboutissant des affections mentales qui ne se sont pas terminées par la guérison ou par la mort rapide.

On a donc en résumé :

Polyo-encéphalites	Insuffisances cellulaires nerveuses passagères........	Cauchemar. Délires toxiques. — Psychose polynévritique. Délire aigu. Mélancolie. Manie.
	Insuffisances cellulaires nerveuses à rechutes........	Folie circulaire. Folie alterne. Folie à rechutes. Folie des névroses. Folie des dégénérés.
	Insuffisances cellulaires nerveuses permanentes......	Incomplets. Imbécillité. Idiotie.
Leuco-encéphalites.		Paranoïas (Délire chronique).
Encéphalites totales.		Paralysie générale. Démence.

Cette classification a le grand mérite d'être claire, précise, et de comprendre toutes les formes que peut présenter l'aliénation mentale. Elle repose de plus sur des principes anatomo-pathologiques indiscutables. C'est donc à elle que nous nous arrêterons. Elle permet d'aborder l'étude de l'aliénation mentale avec des idées déjà nettes sur cette importante branche de la pathologie. Et ce n'est pas là sa moindre valeur.

INDEX BIBLIOGRAPHIQUE

Annales médico-psychologiques. Années 1861 (2me semestre), 1881 (1er semestre), 1889 (2me semestre).

Mental Science (2me et 3me trimestres 1870).

La Psichiatria. Année 1889 (2me semestre).

BALL. — *Leçons sur les maladies mentales.*

BAILLARGER. — *Recherches sur les maladies mentales.*

ESQUIROL. — *Des maladies mentales* considérées sous les rapports médical, hygiénique et médico-légal.

KRAFFT-EBING. — *Traité des maladies mentales* (Traduction française de LAURENT).

MARCÉ. — *Traité pratique des maladies mentales.*

MOREL. — *Etudes cliniques sur les maladies mentales.*

RÉGIS. — *Manuel pratique de médecine mentale.*

SCHULE. — *Klinische Psychiatrie.*

LUYS. — *Traité des maladies mentales.*

SAUVAGES. — *Nosologie méthodique* dans laquelle les maladies sont rangées par classes.

TRÉLAT. — *Recherches historiques sur la folie.*

VOISIN. — *Leçons cliniques sur les maladies mentales.*

Toulouse. — Imp. Saint-Cyprien, allées de Garonne, 27.

www.ingramcontent.com/pod-product-compliance
Ingram Content Group UK Ltd.
Pitfield, Milton Keynes, MK11 3LW, UK
UKHW021012200726
13857UKWH00004B/1404